BEI GRIN MACHT SICH IHR
WISSEN BEZAHLT

AF166962

- Wir veröffentlichen Ihre Hausarbeit,
  Bachelor- und Masterarbeit

- Ihr eigenes eBook und Buch -
  weltweit in allen wichtigen Shops

- Verdienen Sie an jedem Verkauf

Jetzt bei www.GRIN.com hochladen
und kostenlos publizieren

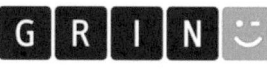

Bibliografische Information der Deutschen Nationalbibliothek:

Die Deutsche Bibliothek verzeichnet diese Publikation in der Deutschen National-bibliografie; detaillierte bibliografische Daten sind im Internet über http://dnb.d-nb.de/ abrufbar.

Impressum:

Copyright © 2019 GRIN Verlag
Druck und Bindung: Books on Demand GmbH, Norderstedt Germany
ISBN: 9783346242082

Dieses Buch bei GRIN:

https://www.grin.com/document/913120

Sebastian Frosch

Die Biomechanik des Schwimmens. Widerstand und Antrieb im Wasser

GRIN Verlag

GRIN - Your knowledge has value

Der GRIN Verlag publiziert seit 1998 wissenschaftliche Arbeiten von Studenten, Hochschullehrern und anderen Akademikern als eBook und gedrucktes Buch. Die Verlagswebsite www.grin.com ist die ideale Plattform zur Veröffentlichung von Hausarbeiten, Abschlussarbeiten, wissenschaftlichen Aufsätzen, Dissertationen und Fachbüchern.

Besuchen Sie uns im Internet:

http://www.grin.com/

http://www.facebook.com/grincom

http://www.twitter.com/grin_com

Universität Konstanz
FB Sportwissenschaft
Wintersemester 2018/19
Vertiefungsfach Schwimmen

5.3.2019

Die Biomechanik des Schwimmens

Verfasser: Sebastian Frosch
Lehramt Sportwissenschaft u. Mathematik
9. Semester

Inhaltsverzeichnis

1. Einführung

Die Biomechanik stellt ein Teilbereich der Sportwissenschaft dar, dessen Aufgabe unter anderem die Untersuchung der sportlichen Bewegung ist. Ebenso kann sie als Teildisziplin der Physik verstanden werden (Scheid & Prohl, 2007). Sportbiomechanik als Schnittmenge der Bereiche Physik und Sportwissenschaft befasst sich nach Schnur und Schwameder (2014) mit „sportliche[n] Haltungen und Bewegungen des Menschen, gegebenenfalls auch in Verbindung mit äußeren Größen, wie Sportgeräten oder umgebenden Medien, beispielsweise Wasser oder Luft" (S.13). Im Schwimmsport ist die Frage von großer Bedeutung, warum Menschen überhaupt schwimmen können und wie es Schwimmern und Schwimmerinnen gelingen kann, Widerstände des Wassers zu überwinden und sich sogar mit Hilfe von Widerständen im Wasser anzutreiben. Das biomechanische Verständnis und Wissen um verschiedene Wasserwiderstände und Antriebstheorien erlaubt es Sportlern und Sportlerinnen, sich effizient im Wasser fortzubewegen und ist deshalb auch für Lehrkräfte von großem Interesse. Da gerade im Schulsport Lehrer und Lehrerinnen kompetent Bewegungen bewerten und hilfreiches Feedback geben sollen, fordern Schnur und Schwameder bei der Ausbildung der angehenden Sportlehrkräften einen stärkeren Fokus auf biomechanischem Verständnis und der sportpraktischen Anwendung (Schnur & Schwameder, 2014).

Durch den (mess-)technischen Fortschritt sind auch die biomechanischen Forschungsmöglichkeiten gewachsen (Schnur & Schwameder, 2014). Mittels Videoanalysen kann beispielsweise genauestens überprüft werden, ob ein Schwimmer oder eine Schwimmerin den Wasserwiderstand während Gleitphasen so gering wie möglich hält und, ob der Widerstand effektiv zum Antrieb genutzt wird.

In der folgenden Arbeit soll anfangs ein Einblick in die im Wasser wirkenden Kräfte gegeben werden und so direkt die Frage beantwortet werden, wieso manche Körper an der Wasseroberfläche schwimmen können und andere nicht. Da für den Schwimmsport Wasserwiderstände von großer Bedeutung sind, werden in einem eigenen Absatz die unterschiedlichen Widerstandsformen vorgestellt. Darauf aufbauend werden schwimmspezifische Antriebskonzepte erläutert und abschließend hinsichtlich ihrer praktischen Umsetzbarkeit diskutiert. Abschließend wird das Kraulschwimmen unter biomechanischen Gesichtspunkten genauer betrachtet.

2. Kräfte im Wasser

Um zu verstehen, warum einige Körper im Wasser untergehen und andere nicht, ist es wichtig, sich mit dem statischen und dynamischen Auftrieb zu befassen. In Folge dessen kann eine für das Schwimmen günstige Wasserlage abgeleitet werden.

2.1 Statischer Auftrieb

Auf jeden Körper wirkt im Wasser zusätzlich zu der Gewichtskraft die sogenannte Auftriebskraft. Die Gewichtskraft wird üblicherweise mit F_G bezeichnet, greift am Körperschwerpunkt und ist in Richtung Erdmittelpunkt gerichtet (Bissig, Gröbli & Cserépy, 2011). Die Auftriebskraft F_A hingegen setzt am Volumenmittelpunkt des Körpers an und wirkt entgegen der Gewichtskraft. Die Größe der Auftriebskraft entspricht gemäß dem Archimedischen Gesetz der Gewichtskraft der vom Körper verdrängten Wassermasse: „Wird ein Körper in eine Flüssigkeit getaucht, so verdrängt er eine Flüssigkeitsmenge, die seinem Volumen entspricht" (Bissig, Gröbli & Cserépy, 2011, S. 194).

Die vertikale Kraftkomponente, die ein Körper im Wasser erfährt, setzt sich also aus der Gewichtskraft und der entgegengesetzten Auftriebskraft zusammen. Ist die Auftriebskraft betragsmäßig größer als die Gewichtskraft, so schwimmt der Körper an der Wasseroberfläche. Somit ist der Auftrieb abhängig von dem Gewicht des sich im Wasser befindenden Körpers und gemäß dem Archimedischen Gesetz der Dichte der Flüssigkeit (Bissig, Gröbli & Cserépy, 2011).

Da nicht bei allen Körpern Körperschwerpunkt und Volumenmittelpunkt übereinstimmen (z.B. beim menschlichen Körper), setzen Auftriebs- und Gewichtskraft an unterschiedlichen Punkten an. Somit können Rotationsbewegungen die Folge sein. Häufig ist bei Schwimmerinnen eine flachere Wasserlage zu beobachten als bei männlichen Sportlern. Dies liegt unter anderem daran, dass bei Frauen der Körperschwerpunkt näher am Volumenmittelpunkt liegt als es bei Männern der Fall ist. Anders gesagt: Es kommt bei Männern deshalb oftmals zu einem Absinken der Beine und somit zu einer ungünstigeren Wasserlage, weil durch die größere Entfernung des Körperschwerpunkts und des Volumenmittelpunkts eine stärkere Rotation entsteht (Bissig, Gröbli & Cserépy, 2011). Dieser Effekt wird durch ein starkes Einatmen verstärkt, da so das Volumen des Oberkörpers zunimmt und sich der Volumenmittelpunkt weiter kopfwärts verschiebt (Bissig, Gröbli & Cserépy, 2011).

Da es sich beim Schwimmsport nicht um einen statischen, sondern einen dynamischen Vorgang handelt, wird im Folgenden auf die Besonderheiten bei bewegten Körpern im Hinblick auf die wirkenden Kräfte geachtet.

2.2 Dynamischer Auftrieb

Bei bewegten Körpern im Wasser wirkt zusätzlich die dynamische Auftriebskraft, „die durch den Aufschlag des Wassers an der Berührfläche mit dem Wasser bedingt ist. Je schneller sich der Körper bewegt, desto größer ist [ihr] Betrag" (Bissig, Gröbli & Cserépy, 2011, S.195). Das bedeutet, dass durch das Durchdringen des Schwimmers oder der Schwimmerin der Wassermassen, Wasser nach unten gedrückt wird. Die so entstehende Reaktionskraft ist der dynamische Auftrieb. Für die Sportler und Sprtlerinnen hat das zur Folge, dass bei schnellem Schwimmen an der Wasseroberfläche die Wasserlage flacher wird. Diesen Vorteil können jedoch nur geübte Schwimmer und Schwimmerinnen für sich nutzen (Bissig, Gröbli & Cserépy, 2011).

Nachdem der dynamische Auftrieb an der Wasseroberfläche vorgestellt wurde, stellt sich nun die Frage, welche Kräfte unter der Wasseroberfläche wirken. Hier spielt der sogenannte hydrostatische Druck eine große Rolle. Je tiefer sich ein Körper unter der Wasseroberfläche befindet, desto größer ist der Druck, den er vom umliegenden Wasser erfährt. Alle 10 m nimmt der Druck um 1 bar zu. Durch diesen Druck, den unter anderem auch die Lunge eines Schwimmers oder einer Schwimmerin erfährt, halbiert sich das Lungenvolumen in 10 m Tiefe (Bissig, Gröbli & Cserépy, 2011). Hier ist jedoch anzumerken, dass sich dadurch nicht weniger Luft in der Lunge befindet, sondern die Luft in der Lunge komprimiert wurde, also sich das Lungenvolumen verringert hat.

Für den Schwimmsport bedeutet der hydrostatische Druck, dass während der Unterwasserphasen nach dem Start oder bei Wenden durch ein tiefes Tauchen der Körper weniger Auftrieb erfährt und so länger getaucht werden kann. Das liegt am statischen Auftrieb, denn durch tiefes Tauchen nimmt das Körpervolumen ab (Bissig, Gröbli & Cserépy, 2011).

3. Wasserwiderstände

Grundsätzlich wirken im Wasser auf bewegte Körper Widerstände. Die Größe des Widerstands hängt von mehreren Faktoren ab, die im Folgenden genannt werden. Es sollte beachtet werden, dass die einzelnen Widerstandformen nie isoliert auftreten, sondern stets vorhanden sind (Bissig, Gröbli & Cserépy, 2011). Entscheidend für den Schwimmsport ist die Summe aller Teilwiderstände möglichst gering zu halten.

3.1 Formwiderstand

Bei dem sogenannten Formwiderstand, den ein Körper in Bewegung erfährt, ist entscheidend, wie er vom Wasser umströmt wird. Treten im Rücklauf ungeordnete Wirbel auf, so hat dies eine bremsende Wirkung. Die Qualität der Umströmung des Wassers sehr störanfällig (Reischle & Kandolf, 2015). Der Betrag des Formwiderstands ist abhängig von der Form des Körpers und außerdem von der Wassertiefe, in der sich der Körper bewegt. Denn an der Wasseroberfläche kommen zusätzlich Wellenwiderstände hinzu, die tiefer unter der Wasseroberfläche kaum auftreten. „Der Wellenwiderstand entsteht dann, wenn Wasser z.B. bei der Bugwelle gegen die Schwerkraft angehoben wird. Die dazu benötigte Energie liefert der verursachende Schwimmer" (Reischle & Kandolf, 2015, S.34). Andererseits wirkt beim Gleiten unter Wasser die Gewichtskraft des angehobenen Wassers senkrecht auf die Bewegungsrichtung, also bremsend. Nichtsdestotrotz zeigt ein Vergleich dieser beiden Kräfte, dass der Widerstand an der Wasseroberfläche größer ist (Bissig, Gröbli & Cserépy, 2011).

Oftmals wird der Formwiderstand auch Stirnwiderstand genannt. Diese Bezeichnung kritisieren Ungerechts, Volck und Freitag (2009) allerdings, da nicht die Stirnfläche alleine die Größe des Widerstands ausmacht. Vielmehr ist das optimale Verhältnis von Stirnfläche und Körperlänge entscheidend. Dennoch müssen Schwimmer darauf achten, ihre Stirnfläche möglichst gering zu halten, da nur so das beschriebene Verhältnis zu beeinflussen ist.

3.2 Wirbelwiderstand

Wasserwirbel treten selbst beim Gleiten im Wasser auf und verursachen eine bremsende Wirkung. Bei Gleitphasen unter Wasser sind die entstehenden Wellen und Wirbel erheblich geringer als an der Wasseroberfläche. In der Praxis wird dies durch eine wesentlich höhere Geschwindigkeit deutlich, die mit Delphin-Kicks unter Wasser geschwommen werden kann, verglichen mit der Geschwindigkeit an der Wasseroberfläche. Beispiele für eine effizientere Technik stellen neben dem langen Gleiten nach Wenden außerdem die Undulationstechnik im Brustschwimmen dar (Bissig, Gröbli & Cserépy, 2011).

3.3 Reibungswiderstand

Sobald Wasser einen Körper umströmt, entsteht an der Oberfläche des Körpers Reibung. Außerdem sind kleine Verwirbelungen des Wassers möglich, da so das Wasser nahe am Körper langsamer strömt. Dies liegt an der Haftreibung der Wasserteilchen an der Körperoberfläche (Reischle & Kandolf, 2015). Um die Haftreibung an der Körperoberfläche zu minimieren, ist die Körperrasur im Leistungssport unerlässlich. Spitzensportler werden mit eng anliegenden Badehosen ausgestattet, deren spezielle Technologie die Wirbelbildung an der Oberfläche regulieren soll (Bissig, Gröbli & Cserépy, 2011).

4. Konzepte zum Antrieb im Wasser

Bis hier wurden Widerstände stets als Hindernis für den Schwimmer oder die Schwimmerin betrachtet. Allerdings ist auch klar, dass ohne Widerstände ein Antrieb im Wasser unmöglich wäre. Als Antwort auf die Frage, wie genau Widerstände zur Fortbewegung genutzt werden können, dienen die folgenden Theorien.

4.1 Widerstandsprinzip

Das Widerstandsprinzip erklärt den Vortrieb durch das 3. Newtonsche Gesetz, welches besagt, dass jede Kraft mit einer entsprechenden Gegenkraft ein Kräftepaar bildet (Buchner, 2009). Durch Beschleunigung von Wassermassen entgegen der Bewegungsrichtung wird eine Kraft in Bewegungsrichtung erzeugt. Dies resultiert selbstverständlich nur dann in einem Vortrieb, wenn die gesamten Antriebskräfte betragsmäßig größer sind als die Summe der Widerstände. Das Widerstandprinzip „ist die physikalische Erklärung für die Wirkung der Kräfte" (Bissig, Gröbli & Cserépy, 2011, S.198) und wird manchmal als überholt bezeichnet. Jedoch geschieht dies nur aus dem Grund, dass das Widerstandsprinzip „lange Zeit auf die uneffizienten geradlinigen Bewegungen reduziert worden ist" (Bissig, Gröbli & Cserépy, 2011, S.197). Besonders beim Brustbeinschlag wird das Prinzip *actio = reactio* deutlich: Die nach außen abgespreizten Unterschenkel sollen möglichst gegen die Bewegungsrichtung stehen, um die maximale Wassermenge zu beschleunigen und somit einen großen Impuls in Schwimmrichtung zu generieren. Außerdem findet das Prinzip während der Druckphase des Delphinarmzugs statt (Buchner, 2009). In den folgenden Abschnitten werden Konzepte zum Antrieb vorgestellt, welche alle auf der Idee des 3. Newtonschen Gesetzes basieren.

4.2 Konventionelles Antriebskonzept

Bei dem sogenannten konventionellen Antriebskonzept wird die Erklärung für einen Antrieb in der Beschleunigung von ruhenden Wassermassen gefunden. In den 60er Jahren wurde so beispielsweise ein geradliniger Armzug begründet. Mittlerweile ist das Konzept dahingehend angepasst, dass die Sinnhaftigkeit eines kurvenförmigen Armzugs erkannt wurde. Durch einen kurvenförmigen Armzug kann ein längerer Weg zurückgelegt und so mehr ruhendes Wasser erfasst und beschleunigt werden (Bissig, Gröbli & Cserépy, 2011). Dabei ist es empfehlenswert, „während des Armzugs Arm und Hand möglichst senkrecht zur Schwimmrichtung zu stellen" (Bissig, Gröbli & Cserépy, 2011, S.198). Auch wenn das konventionelle Antriebskonzept seine Gültigkeit nicht verloren hat, gilt es heutzutage nicht mehr als aktuell.

4.3 Bernoulli-Konzept

Das aus der Aerodynamik bekannte Bernoulli-Konzept kann auch in der Hydrodynamik angewendet werden (Buchner, 2009). „Die lateral im Wasser bewegten Hände [...] übernehmen [...] die Aufgabe von ,Tragflächen'" (Buchner, 2009). Bewegte Körper werden von Wasser umströmt. Hierbei legen einige Teilchen einen längeren Weg als andere zurück, weshalb die Fließgeschwindigkeiten der Teilchen variieren (Bissig, Gröbli & Cserépy, 2011). So entsteht eine Druckdifferenz zwischen Handrücken und Handinnenseite, welche zu einer senkrecht zur Strömungsrichtung wirkenden Kraft führt. Diese Kraft wird auch als hydrodynamischer Lift bezeichnet. Es sei an dieser Stelle angemerkt, dass die Übertragung des Bernoulli-Konzepts, welches Erklärungen für stationäre Strömungen liefert, auf die dynamische Schwimmtechnik sehr schwierig bzw. nur teilweise möglich ist (Bissig, Gröbli & Cserépy, 2011). Ebenso führen Reischle und Kandolf (2015) an, dass weder „Hände [noch] Arme, Füße und Beine des Menschen" (S.41) nicht dem angenommenen Tragflügelprofil entsprechen.

4.4 Vortex-Konzept

Ein Vortex bezeichnet einen geordnet rotierenden Wirbel von Wasserteilchen (Buchner, 2009). Durch den Bernoulli-Effekt kommen beispielsweise nach dem Umströmen der Handfläche Teilchen unterschiedlicher Geschwindigkeiten zusammen. Die langsameren Wasserteilchen werden in den Unterdruck gezogen und bilden so einen Wirbel. „Diese in Rotation befindliche Wassermasse erzeugt einen erheblichen Widerstand, der für den Antrieb genutzt werden kann" (Bissig, Gröbli & Cserépy, 2011, S.199).

Besonders deutlich wird dieses Konzept durch die Betrachtung des Antriebs von Fischen: Durch den Schwanzflossenschlag entstehen jeweils am Ende des horizontalen Impulses Wirbel. Diese Wirbel verlaufen rechts und links entgegengesetzt zur Schwimmrichtung des Fisches und verursachen so eine Bewegung des Wassers entgegen der Schwimmrichtung (Buchner, 2009). Die Wirkung des Schwanzflossenschlags, der diagonal zur Schwimmrichtung gerichtet ist, lässt sich mit der Impulserhaltung erklären (Reischle & Kandolf, 2015). Durch das Prinzip der Impulserhaltung kann der Fisch dadurch vorwärts schwimmen. Der entstehende Impuls berechnet sich mit der Formel $p = m \cdot v$. Überträgt man das Modell auf einen Schwimmer oder eine Schwimmerin, so spielt gemäß der Formel für den Impuls sowohl die Bewegungsgeschwindigkeit als auch die bewegte Wassermasse eine wichtige Rolle (Reischle & Kandolf, 2015). Der Schwimmer oder die Schwimmerin kann also durch eine schnelle Bewegungsausführung und durch das Erfassen von großen Wassermengen Einfluss auf den Antrieb nehmen.

5. Diskussion der Antriebsmodelle

Da dem Leser nun die bekanntesten Antriebskonzepte vorgestellt wurden, stellt sich zu Recht dir Frage, ob die Modelle in der Praxis ohne weiteres umsetzbar sind. In diesem Abschnitt soll nach einer Antwort gesucht und ein Kompromiss vorgestellt werden.

Bis ein amerikanischer Schwimmtrainer Ende der 1960er Jahre bei seinen Athleten einen kurvenförmigen Armzug bemerkte, wurde ausschließlich das Widerstandsprinzip als Antriebskonzept genutzt (Bissig, Gröbli & Cserépy, 2011). So wurde der Nutzen des hydrodynamischen Lifts entdeckt: Durch Querbewegungen beim kurvenförmigen Verlauf des Armzugs entstehen Antriebskräfte in Schwimmrichtung. Das darauf aufbauende Bernoulli-Prinzip ist leider nur sehr bedingt in der Praxis anwendbar, da es von einer stationären Strömung, d.h. einem konstant bleibenden Anstellwinkel der Extremitäten, ausgeht. Beim Vortexkonzept hingegen besteht dieses Problem nicht und es lässt sich außerdem auf den Beinschlag anwenden, welcher nun auch theoretisch besser verstanden werden konnte. Es sollte jedoch erwähnt sein, dass nicht die Anzahl an Wirbeln den Antrieb ausmachen, sondern wie bereits mit Hilfe der physikalischen Formel festgestellt worden ist, die Bewegungsgeschwindigkeit und die dabei erfasste Wassermasse (Bissig, Gröbli & Cserépy, 2011).

Warum noch nicht abschließend geklärt werden konnte, wie genau sich ein Mensch mit Hilfe der Antriebstheorien im Wasser fortbewegt, liegt unter anderem an der Komplexität der Strömungsmechanik bei nicht-stationären Strömungen (Buchner, 2009). Eine Überlegung, den einzelnen Teilbewegungen der Schwimmtechniken unterschiedlichen Konzepten zuzuordnen, stellt das differenzierte Antriebskonzept dar. „Das Differenzierte Antriebskonzept ist mehrperspektivisch" (Reischle & Kandolf, 2015, S.47), da es eine Kombination der oben genannten Antriebskonzepte darstellt. Mit dem Vortexmodell kann besonders der Beinschlag, bzw. die gesamte Körperwelle, beim Delphinschwimmen erklärt werden. Für Armzugbewegungen eignet sich hingegen die Erklärung mit Hilfe des Widerstandprinzips. „Differenziert bedeutet demnach, dass die Antriebswirkung bei den Zug-, Druck- und Schlagaktionen der Schwimmarten mit verschiedenen Antriebskonzepten erklärt werden" (Reischle & Kandolf, 2015, S.49).

6. Biomechanische Betrachtung des Kraulschwimmens

In diesem Abschnitt soll konkret gezeigt werden, wie der Antrieb bei dem Kraulschwimmen erzeugt wird und wie hier die bremsenden Widerstände gering gehalten werden. Dies soll anhand einer Unterteilung des Armzugs in Eintauch-, Zug-, Druck- und Rückholphase geschehen. Der Beinschlag wird anschließend gesondert betrachtet. Jedoch wird im Folgenden keine ausführliche Bewegungsbeschreibung gegeben, der Fokus soll auf der Funktionalität der Teilbewegungen liegen.

Die Eintauchphase stellt den Übergang der Rückholphase in die Zugphase dar. Es sollte direkt vor der Schulter mit den Fingern voran eingetaucht werden. Das hat den Vorteil, dass durch die Grundgeschwindigkeit der Arm in die selben Wassermassen eintaucht wie zuvor die Hand. So wird Energie gespart, denn das Eintauchen verursacht einen Wellenwiderstand, welcher auf diese Weise minimal gehalten werden kann (Costill, Maglischo & Richardson, 1995).

Die Zugphase wird nun eingeleitet durch ein kurvigenförmiges Absinken der Hand. Durch eine sukzessive Beugung des Ellenbogengelenks sinkt im Vergleich zum Oberarm der Unterarm stark ab. So wird die maximale Menge an Wasser erfasst. Nun wird der Armzug in Richtung Körpermitte gelenkt und der Arm dabei bis circa 90° angewinkelt (Costill, Maglischo & Richardson, 1995). Durch die nahezu senkrecht zur Schwimmrichtung ausgeführte Bewegung wird erstmals Antrieb erzeugt.

In der Druckphase wird nun erneut der Schwimmer oder die Schwimmerin beschleunigt. Die gelingt durch eine kräftige und schnelle Druckbewegung des Armes bis auf Höhe des Oberschenkels. Dabei sollte der Arm nicht komplett gestreckt werden und es sollte darauf geachtet werden, dass keine Kraft gegen die Wasseroberfläche aufgebracht wird. In beiden Fällen wäre der Anstellwinkel der Hand zu groß und könnte nicht mehr effektiv beschleunigend wirken (Costill, Maglischo & Richardson, 1995).

Die Rückholphase beginnt mit dem Verlassen des Ellenbogens des Wassers. Durch die Überlappung der Druckphase mit der Rückholphase kann ein Impulsmoment erzeugt werden (Costill, Maglischo & Richardson, 1995). Der Druck sollte nachlassen, sobald der Ellenbogen die Wasseroberfläche durchdringt. Durch das Eindrehen der Handfläche kann die Hand ohne größere Widerstände aus dem Wasser gehoben werden (Costill, Maglischo & Richardson, 1995). In der ersten Hälfte der Rückholphase wird der Arm stark gebeugt und so der Ellenbogen in eine hohe Position geführt. In der zweiten Hälfte streckt sich der Arm nach vorne. Dabei ist wichtig, den Arm auf direktem Weg nach vorne zu führen und ein Schwingen über die Seite zu vermeiden, welches den Schwimmer oder die Schwimmerin aus der frontalen Ausrichtung bringen würde.

Beim Beinschlag spielt die Amplitude eine wichtige Rolle, also die Schlagweite in vertikaler Richtung. Eine zu kleine Amplitude würde zu einer instabilen Wasserlage führen und außerdem für einen zu geringen Antrieb sorgen. Eine zu große Amplitude hingegen würde einen zu großen Formwiderstand verursachen. Costill, Maglischo & Richardson (1995) schlagen eine Amplitude von 50-80 cm vor. Lange wurde dem Beinschlag eine sehr untergeordnete Rolle beim Antrieb zu geschrieben und dessen Existenz mit der Stabilisierung der Wasserlage begründet. Der Wechselschlag der Beine ist jedoch aus biomechanischer Sicht mit dem Delphin-Kick zu vergleichen. Hier wird durch eine Streckung der gebeugten Beine eine Abwärtsbewegung, senkrecht zur Bewegungsrichtung, initiiert (Costill, Maglischo & Richardson, 1995). Gemäß dem Bernoulli-Konzept entsteht so eine Antriebskraft.

7. Fazit

Abschließend muss festgehalten werden, dass es noch kein Antriebskonzept gibt, das zweifelsfrei alle Phasen der einzelnen Schwimmstile erklären kann. Das differenzierte Antriebskonzept stellt einen ersten Kompromiss dar, liefert jedoch sicherlich noch keine endgültigen Erklärungen. Bissig, Gröbli und Cserépy (2011) merken an, dass „selbst wenn sich ein Konzept als das bessere erweisen sollte, [...] sich immer noch die Frage [stellt], ob dieses für alle Schwimmgeschwindigkeiten der Fall ist und ob es durch die individuellen Voraussetzungen des Schwimmers optimal umgesetzt werden kann" (S.201). Laut Bissig, Gröbli und Cserépy besteht also wenig Hoffnung, bald eine allgemein gültige Erklärung des Antriebs im Schwimmsport zu finden. Dennoch lohnt es sich für Sportler und Sportlerinnen und deren Trainer und Trainerinnen sich intensiv mit den biomechanischen Theorien im Wasser auseinanderzusetzen, um die Notwendigkeit jeder einzelnen Teilbewegung fundiert hinterfragen zu können und gezieltes Training durchführen zu können.

Literaturverzeichnis

Bissig, M., Gröbli, C. & Cserépy, S. (2011). *Schwimmwelt. Schwimmen lernen – Schwimmtechnik optimieren* (3. Aufl. ed.). Bern: Schulverlag plus.

Buchner, M. (2009). *Quantifizierung sportlicher Bewegungsabläufe. Entwicklung und Evaluation eines Diagnosemoduls für die Sportart Schwimmen.* Hamburg: Kovač.

Costill, D. L., Maglischo, E. W. & Richardson, A. B. (1995). *Swimming* (Repr. ed.). Oxford: Blackwell Scientific Publ.

Reischle, K. & Kandolf, W. (2015). *Wege zum Topschwimmer. Schwimmarten lernen, Grundlagen trainieren.* Schorndorf: Hofmann.

Scheid, V. & Prohl, R. (2007). *Bewegungslehre. Kursbuch Sport.* (8., durchges. und korr. Aufl. ed.). Wiebelsheim: Limpert.

Schnur, A. & Schwameder, H. (2014). *Praxisorientierte Biomechanik im Sportunterricht. Vom Tun zum Verstehen.* Schorndorf: Hofmann.

Ungerechts, B., Volck, G. & Freitag, W. (2009). *Lehrplan Schwimmsport. Technik: Schwimmen, Wasserball, Wasserspringen, Synchronschwimmen* (2., überarb. Aufl. ed.). Schorndorf: Hofmann.

BEI GRIN MACHT SICH IHR
WISSEN BEZAHLT

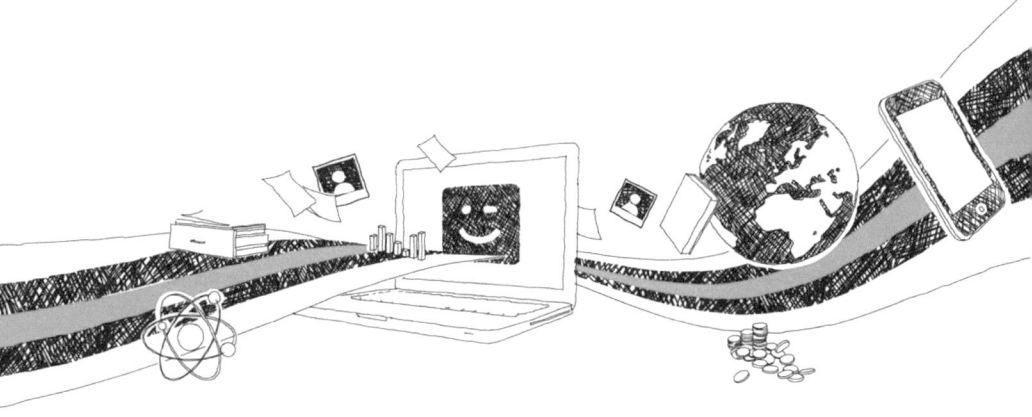

- Wir veröffentlichen Ihre Hausarbeit, Bachelor- und Masterarbeit

- Ihr eigenes eBook und Buch - weltweit in allen wichtigen Shops

- Verdienen Sie an jedem Verkauf

Jetzt bei www.GRIN.com hochladen und kostenlos publizieren

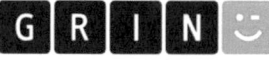